BULLETIN MÉDICAL

DU

SERVICE DES ALIÉNÉS,

A L'HOSPICE DE L'ANTIQUAILLE

DE LYON,

PENDANT L'ANNÉE 1840;

PAR

LE Dr LEVRAT-PERROTTON,

Médecin en chef de ce service, ancien Chirurgien-Major aux armées, Membre
des Sociétés de Médecine de Paris, Lyon, Marseille, et de
Statistique de la même ville, Bordeaux, de l'Académie,
de Nantes, Zurich, Médico-légale du grand
duché de Bade, etc., etc.

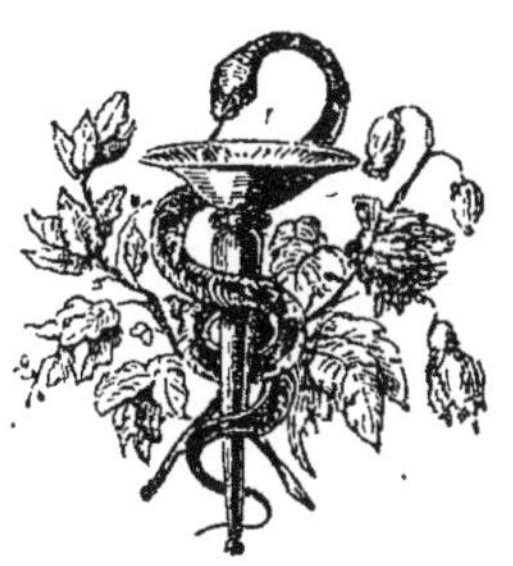

LYON.

IMPRIMERIE DE DUMOULIN, RONET ET SIBUET,
Quai St-Antoine, 33.

1841.

BULLETIN MÉDICAL

DU

SERVICE DES ALIÉNÉS,

A L'HOSPICE DE L'ANTIQUAILLE.

Lyon.—Imprimerie de DUMOULIN, RONET et SIBUET, quai St-Antoine, 33.

BULLETIN MÉDICAL

DU

SERVICE DES ALIÉNÉS,

A L'HOSPICE DE L'ANTIQUAILLE
DE LYON,

PENDANT L'ANNÉE 1840;

PAR

LE D LEVRAT-PERROTTON,

Médecin en chef de ce service, ancien Chirurgien-Major aux armées, Membre
des Sociétés de Médecine de Paris, Lyon, Marseille, et de
Statistique de la même ville, Bordeaux, de l'Académie
de Nantes, Zurich, Médico-légale du grand
duché de Bade, etc., etc.

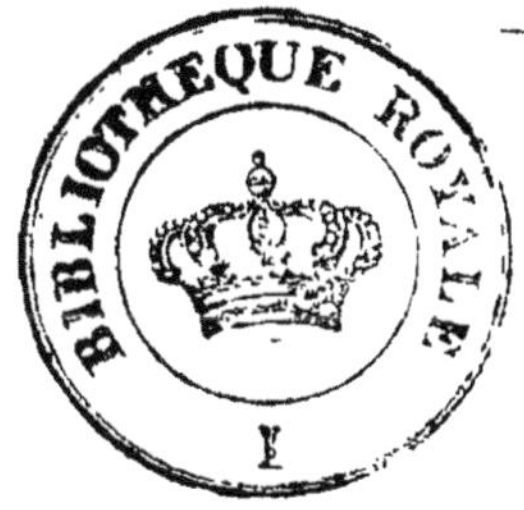

LYON.

IMPRIMERIE DE DUMOULIN, RONET ET SIBUET,
Quai St-Antoine, 33.

1841.

BULLETIN MÉDICAL

DU

SERVICE DES ALIÉNÉS,

A L'HOSPICE DE L'ANTIQUAILLE,

PENDANT L'ANNÉE 1840.

Nous avons pensé que le moyen le plus convenable de faire ressortir les services qu'un hôpital d'aliénés peut rendre à la science et à l'humanité, serait de publier chaque année un exposé des guérisons qu'on y obtient, avec l'indication de la thérapeutique à laquelle on a eu recours. L'hospice de l'Antiquaille, qui, l'un des premiers en Europe, s'empressa d'améliorer le sort des aliénés, présente au médecin chargé de ce service, un champ fertile en observations plus ou moins intéressantes. Nous ne laisserons pas ces précieux matériaux enfouis dans nos cartons ; nous publierous ces observations dans notre compte-rendu, à l'expiration de notre service, avec tous les développements dont elles peuvent être susceptibles; mais, en attendant, nous ferons connaître succinctement, d'année en année, les diverses méthodes de traitement auxquelles nous aurons dû le plus de succès.

L'hospice de l'Antiquaille, envisagé sous le point de vue sanitaire, hâtons-nous de le dire, donne, pour toutes les spécialités qu'on y traite, des résultats satisfaisants. Quant aux maladies mentales dont le service nous est confié, nous allons essayer de faire connaître tous les avantages et tous les inconvénients qui sont inhérents à ce service. Dans cette esquisse, nous promettons d'être vrais, ainsi que nous l'avons toujours été dans toutes nos publications; et, après cette profession de principes, trop souvent négligée soit en médecine soit dans beaucoup d'autres sciences, nous passerons à l'exposition des faits, qui sont toujours plus logiques que tous les raisonnements possibles.

L'hospice de l'Antiquaille a reçu, en 1840 :

Soixante-neuf hommes aliénés, ci. . .   69

Vingt-deux ont été renvoyés guéris, ci   22

Soixante sept femmes ont été reçues dans la même année, ci.   67

Vingt-trois ont été renvoyées guéries, ci   23

L'hospice de l'Antiquaille reçoit les aliénés du département du Rhône ; quelques-uns lui sont envoyés par les départements voisins ; beaucoup de ces malheureux nous arrivent dans un état de dégradation physique et morale qui ne laisse aucune ou presque aucune chance de guérison ; ils viennent dans cet établissement, en vertu de la loi, pour y passer le reste d'une malheureuse existence. Nous pouvons avancer, sans craindre d'être contredit, que tous ou presque tous les aliénés qui nous sont amenés, atteints d'aliénation mentale à l'état aigu, sortent guéris de cet hospice ; quelques-uns de ces derniers nous donnent souvent beaucoup d'embarras pour établir notre diagnostic, attendu qu'étant amenés par la police ou par la gendarmerie, qui les ont arrêtés en état de vagabondage, nous n'avons dès lors aucun détail sur les circonstances qui ont précédé, chez ces individus, le développement de la folie.

Notre hospice, placé dans d'aussi fâcheuses conditions, ne devrait pas espérer autant de

---

(1) Trois malades en voie d'amélioration, ayant été retirés par leurs familles, sont guéris maintenant.

succès que les maisons qui reçoivent des aliénés comme pensionnaires : hé bien , malgré cette position différente , si l'on a égard au grand nombre de déments et d'idiots que nous recevons comme hôpital départemental, on verra que nous sommes, sinon mieux partagés, du moins aussi heureux qu'elles. Cependant on sait que dans ces maisons ,les malades qui y sont déposés sont ordinairement au début de l'aliénation mentale , et leurs parents fournissent des renseignements utiles , d'après lesquels le médecin peut se faire une idée exacte de la nature de la folie à laquelle il a à faire, et indiquer un traitement rationnel, et partant, obtenir une guérison plus facile et plus prompte.

Nous ferons encore remarquer que ces mêmes familles , après avoir épuisé leurs ressources pécuniaires dans des maisons de santé, nous amènent quelquefois leurs malades lorsque souvent ils sont parvenus à l'état de démence avec paralysie générale; cette circonstance, qu'il était bien important de noter, explique le grand nombre de décès que nous avons chaque année , décès qui sont en grande partie fournis par cette variété de l'aliénation mentale : car l'on sait qu'on ne guérit jamais ou presque jamais la démence.

Les femmes aliénées , à l'hospice de l'Antiquialle , sont dans des conditions assez satisfaisantes sous le rapport des locaux, et les étrangers qui viennent visiter cette maison sont contents de cette partie du service.

On ne peut pas en dire autant du service des hommes ; les bâtiments qu'ils occupent ne sont pas assez vastes : toutefois, si l'on a égard au nombre et à la nature de l'aliénation mentale, qui, chez les hommes, présente plus de cas de démence que chez les femmes, on est étonné de voir que les premiers offrent, chaque année, presque autant de guérisons que les femmes ; et cependant nous comptons plus de vingt-cinq *gâteux* (1) chez les hommes aliénés, tandis que nous n'en avons pas huit chez les femmes.

Enfin, d'après les recherches statistiques des hôpitaux et des maisons d'aliénés de Paris et des départements, que nous avons sous les yeux, nous remarquons que l'hospice de l'Antiquaille fournit chaque année autant de guérisons que ceux de ces établissements réunissant, en pareille matière, toutes les conditions désirables ; et si, comme à Bicêtre, auquel notre hôpital ressemble beaucoup, sous le rapport surtout de ses réceptions, nous défalquons tous les entrants réputés incurables, nous sommes dès lors presque

(1) Expression par laquelle nous désignons les déments paralytiques chez lesquels certaines excrétions s'opèrent sans la participation active de la volonté.

aussi bien partagés que cet établissement dans nos résultats. Nous devons sans doute ces succès à l'air pur et salubre que respirent nos malades (1), au traitement médical dont l'application est surveillée par des chirurgiens internes nommés au concours, qui, par leur zèle et leur instruction, ont souvent mérité nos sincères éloges; à des soins domestiques bien dirigés par des frères et sœurs hospitaliers, pleins de douceur et de piété, que les dégoûts de ce service n'ont jamais découragés, enfin au régime alimentaire, qui réunit toutes les conditions hygiéniques nécessaires.

Plusieurs encéphalopathes, à la tête desquels nous placerons M. Ferrus, dont l'autorité est d'un grand poids dans la question des aliénés, ont avancé que toujours l'aliénation mentale était due à une lésion physique quelconque, soit du cerveau, soit des organes qui ont avec lui des rapports sympathiques, et que, si ces lésions n'ont pas toujours été constatées à l'autopsie, c'est qu'elles ont échappé à l'œil investigateur de l'anatomiste. Nous ne pouvons, quant à présent, prendre parti dans la controverse que cette opi-

---

(1) L'hospice de l'Antiquaille est situé sur le versant oriental du coteau de Fourvières, au nord-ouest d'un vaste clos. Un puits dont la source est abondante, fournit de l'eau de bonne qualité à tout l'établissement, au moyen d'une pompe à vapeur.

nion a soulevée, nous manquons de faits suffisants; mais nous dirons, en attendant, que si les choses se passent ainsi dans la folie, nous ne voyons pas pourquoi on exagère tant l'importance de la distribution des bâtiments ; car, en effet, s'il y a lésion organique, c'est contre cette lésion que le traitement doit être dirigé, afin d'obtenir la réalisation de cet axiome : *Sublata causa, tollitur effectus*. Si nous émettons aujourd'hui une opinion aussi hardie sur le sort des aliénés, qu'on ne croie pas que nous agissons légèrement. Nous reviendrons plus tard à cette question, et alors nous prouverons abondamment tout l'intérêt que nous inspirent ces malheureux, et combien nous sommes jaloux d'améliorer leur position. Au surplus, l'habitude de voir leurs maux n'est guère faite pour attiédir nos sentiments d'affection pour eux.

On a vanté le travail comme moyen de guérison, et, d'après quelques faits isolés, on a aussi prôné l'influence salutaire du traitement moral dans la folie. Ces moyens ne sont pas nouveaux, et Celse les a indiqués il y a environ dix-neuf siècles. *Quærenda delectatio ex fabulis ludisque quibus maximè capi sanus assueverat: laudanda, si qua sunt, ipsius opera, et ante oculos ejus ponenda : leviter objurganda vana tristitia : subinde admonendus in his ipsis rebus quæ sollicitant, cur non potiùs lætitiæ quàm sollicitudinis causa sit.*

12

(Cels.,*De Re medica,*Cap. II. Sect. VII.) Ces moyens sont puissants, sans doute; nous ne les dédaignons pas, mais nous les avons toujours regardés comme agents secondaires dont on doit, en toute occasion, tirer tout le parti possible (1).

Comme Klein, nous dirons : *Liberam profiteor medicinam, nec ab antiquis sum, nec à novis, utrosque ubi veritatem colunt sequor, magnam facio sæpius repetitam experientiam.*(Klein,*Præf. libri interpret. clinic.*)

Oui, nous sommes éclectiques dans le traitement des maladies mentales ; nous cherchons à mettre à profit les idées et les théories des auteurs anciens et modernes qui se sont occupés de la spécialité qui nous a été confiée dans cet hospice, et nous nous tenons en garde contre ceux qui nous paraissent trop sacrifier aux idées hypothétiques. Nous avons essayé quelques médications nouvelles ou qu'on avait abandonnées ; à la tête de ces dernières, nous placerons la saignée temporale, à laquelle nous devons plusieurs guérisons ; parmi les médicaments nouveaux, nous indiquerons le proto-iodure de fer, que nous

---

(1) Nous avons une salle de travail où plus de cent trente femmes sont occupées à la couture, à filer de l'œuvre, ou à tout autre ouvrage manuel appartenant à leur sexe.

Dans la division des hommes, cinquante aliénés sont employés à divers travaux, tels que menuiserie, serrurerie, horticulture, etc.

avons employé avec un grand avantage dans quelques cas de manie compliqués de lésions lymphatiques variées.

L'émétique est de tous les médicaments conseillés contre la folie celui qui a conservé son antique réputation, et si l'ellébore blanc tant vanté par les anciens contre cette maladie n'a plus de nos jours le culte qu'on lui rendait autrefois, c'est qu'on a reconnu dans le tartrate antimonié de potasse des propriétés plus énergiques. Nous avons employé ce sel d'une manière soutenue, c'est-à-dire de deux jours en deux jours cinq ou six fois de suite ; quelquefois nous avons associé à notre potion stibiée une goutte d'huile de croton tiglium. Nous avons obtenu des guérisons par cette médication ; cependant nous croyons qu'il serait dangereux d'user d'un pareil remède, si le dérangement des facultés morales dépendait d'une lésion pathologique des voies digestives. Son emploi doit, par conséquent, être précédé d'un examen sévère du malade. Nous avons guéri un jeune homme atteint de manie intermittente avec accès de fureur, par l'usage, dans l'intervalle des accès, du sulfate de quinine associé au sulfate de zinc. Nous donnions à ce malade six pilules par jour, composées chacune de cinq centigrammes de sulfate de quinine et de trois centigrammes de sulfate de zinc. Ce malade avait été traité pendant six mois sans succès par les saignées générales et capillaires, les éméto-cathartiques, le quinquina uni à la valériane, etc. Nous finirons ce que nous avions à dire sur quelques points de la thérapeutique que nous suivons à l'Antiquaille par le fait suivant : un jeune homme de 27 ans, doué de beaucoup d'intelligence, teneur de livres dans une maison de commerce de Paris, était affecté de plusieurs dartres squammeuses aux avant-bras et aux cuisses; tout-à-coup, sans causes connues, celles-ci disparaissent, et M. B.... tombe dans un délire maniaque avec idées orgueilleuses. Traité pendant quelques mois dans une maison d'aliénés de Paris, il nous est amené dans le même état qu'à l'invasion de sa maladie. Soumis à l'usage de la tisane sudorifique, du proto-iodure de fer, et des frictions stibiées sur le siége primitif des dartres, nous avons eu le bonheur de lui voir recouvrer la raison au bout de quelques mois de ce traitement, et il a pu reprendre ses anciennes occupations.

Nous ne reviendrons pas sur l'opportunité des bâtiments; nous savons que les hommes éclairés qui administrent cet hôpital ont, avec nous, senti depuis long-temps la nécessité d'avoir un bâtiment plus spacieux et mieux en rapport avec les besoins du service des aliénés. Aujourd'hui encore MM. les administrateurs sollicitent l'autorisation de faire construire un bâtiment, devenu indispensable par le nombre toujours croissant des aliénés dans cet hospice.

Ce qui n'avait été qu'indiqué relativement aux aliénés, il y a seize siècles, par Arétée et Cœlius Aurelianus, fut mis à exécution par une de nos plus grandes illustrations médicales des temps modernes. C'est Pinel (1) qui, le premier, il y a environ cinquante ans, ouvrit la voie d'une carrière nouvelle par l'amélioration du sort des aliénés; espérons que ses savants et nombreux disciples la suivront avec cet amour du bien qui anima leur maître pendant sa longue et honorable carrière, et qu'en contribuant à adoucir le sort de

(1) A peine appelé à diriger le service des aliénés de Bicêtre (sur la fin de 1792),Pinel avait déjà conçu le projet de les délivrer des chaînes et des ferrements dont la plupart étaient chargés.A plusieurs reprises il en avait demandé l'autorisation, mais toujours en vain, lorsque vaincu par ses prières et par ses plaintes,Couthon se décida à visiter Bicêtre, pour interroger lui-même les fous. On le conduisit dans leur quartier ; mais il ne recueille que des injures et n'entend au milieu de cris confus et de hurlements forcenés, que le bruit glacial des chaînes qui retentissent sur les dalles dégoûtantes d'ordures et d'humidité. Fatigué de ce spectacle et de l'inutilité de ses recherches, Couthon recule devant l'idée de déchaîner les aliénés, et se tournant vers Pinel : Fais-en ce que tu voudras, dit-il, je te les abandonne ! mais j'ai grand'peur que tu ne sois victime de ta présomption (Scipion Pinel, *Bicêtre en* 1792). Sans être arrêté par ces paroles sinistres, Pinel se met aussitôt à l'œuvre, et dans l'espace de quelques jours soixante aliénés des plus agités sont rendus à la liberté.... (*Recherches statistiques sur l'aliénation mentale, etc.*, par MM. Aubanel et Thore).

tant de malheureux qui ont perdu la plus noble
de leurs facultés, ils n'oublieront pas que, pour
que leur tâche soit remplie dignement, la thérapeutique attend d'eux de nouveaux efforts, afin
qu'un jour nous puissions traiter avec plus de
certitude une maladie dont ceux qu'elle atteint
étaient autrefois livrés à toutes les tortures de
l'ignorance et de la plus cruelle barbarie. Enfin,
grâce aux sentiments généreux de notre époque,
la folie est redevenue un sujet de sollicitude, non
seulement pour les médecins, mais aussi pour
tous les philanthropes.

Les aliénés ne sont pas exempts des maladies
intercurrentes indépendantes de la folie; nous
avons, comme tous les médecins placés à la tête
des maisons d'aliénés, remarqué que la pneumonie est celle qu'on observe le plus fréquemment
à l'hospice de l'Antiquaille; elle se termine ordinairement d'une manière funeste. L'entérite est,
après la pneumonie, l'affection qui se montre le
plus souvent. Viennent ensuite la phthisie pul-
monaire et les diarrhées qui bien souvent ne sont
que des lienteries. Ces dernières résistent à toutes les médications les plus rationnelles, et entraî-
nent lentement les malades qu'elles atteignent.

Cette lésion des muqueuses intestinales se
rencontre surtout chez les gâteux paralytiques.
Il existe une autre affection bien grave aussi à

laquelle sont exposés les aliénés ; c'est un engorgement œdémateux des membres, surtout des
membres inférieurs. Ces parties se gonflent , de-
viennent dures, présentent une couleur marbrée
sur un fond jaune ; la peau devient insensible et
froide ; ces extrémités ont un aspect cadavéreux ;
l'impression du doigt s'efface lentement ; le teint
de ces malheureux est blême. L'ensemble de tous
ces phénomènes annonce que l'action nerveuse est
interrompue dans ces points éloignés du centre de
l'innervation. Ces engorgements, dont la marche
est assez lente, s'étendent peu à peu jusqu'à l'abdo-
men, et les malades finissent par succomber après
une courte agonie, et sans presque d'agitation. Cette
maladie s'est montrée plusieurs fois à l'Antiquaille;
elle sévit ordinairement sur plusieurs individus à
la fois. Quelle est la cause de cette singulière affection ? Jusqu'à ce jour nous nous abstiendrons de
l'indiquer, du moins celle que nous présumons, attendu que nous craindrions de n'y parvenir qu'après
avoir erré dans le champ des hypothèses, et nous
ne les aimons pas , parce que nous les croyons
nuisibles aux progrès de toute bonne science.

En 1836 , huit ou dix aliénés furent atteints de
ces engorgements, et tous en périrent , malgré
tout ce qu'on put faire pour les sauver.

En 1839, dans le courant d'avril , six aliénés
sont aussi atteints de cet engorgement ; déjà chez

deux malades les jambes sont envahies. Cette fois nous eûmes le bonheur de sauver nos six malades : nous donnons avec tous ses détails le traitement auquel nous eûmes recours pour tous ces malheureux :

1° Frictions tous les matins sur les membres engorgés avec le mélange suivant :

Vin aromatique	180 gram.
Teinture d'iode.	60 »
id. de quinquina.	60 »

Mêlez.

2° Tous les soirs une autre friction est faite avec la pommade suivante :

Axonge	90 gram.
Ext. mou de quinquina	8
Hydriodate de potasse	4
Camphre.	12 décigr.

Mêlez.

3° Intérieurement : limonade anglaise , régime analeptique.

Sous l'influence de cette médication tous nos malades se sont assez promptement rétablis, et depuis cette époque nous avons traité de la même manière plus de trente aliénés des deux sexes, atteints de cet engorgement , et toujours avec le même succès.

Si ces engorgements sont très-rares aux membres supérieurs, ils ne sont cependant pas sans exemple ; je fournirai le suivant pour compléter ce que j'avais à dire sur ce sujet. Le nommé M..., atteint de manie chronique, est sujet à des crachements de sang qui reviennent à de longs intervalles. Dans les premiers jours de juillet dernier, l'hémoptysie est abondante; et survenant chez un individu épuisé par une suppuration des surfaces articulaires du troisième os du métacarpe avec la première phalange correspondante, nous n'osâmes pas lui prescrire de saignée; nous lui fîmes placer quelques sangsues à la marge de l'anus, et intérieurement nous lui donnâmes une décotion de grande consoude édulcorée avec du sirop des quatre fruits rouges, et une potion astringente, avec addition de quatre grammes de seigle ergoté. Ce traitement fit cesser au bout de quarante-huit heures l'hémorrhagie bronchique ; on se borna dès lors à la tisane indiquée plus haut, la potion n'est réitérée qu'une seule fois. Le cinquième ou sixième jour, le chirurgien attaché à mon service (M. Vallette) m'annonce, à ma visite du matin, que M....est atteint de gangrène spontanée à l'extrémité du membre qui est le siége d'une ancienne carie. A notre examen nous trouvons la main engorgée, jaunâtre et marbrée; les doigts sont livides et pointus, la chaleur y est éteinte, la sensibilité y est également nulle. Nous nous souvînmes d'avoir administré le seigle ergoté, et notre première pensée fut une accusation portée contre ce médicament; mais, lorsque nous nous rappelâmes n'avoir employé que huit grammes de cet innocent remède, dont, soit dit en passant, on a exagéré les propriétés toxiques, nous nous rétractâmes et ne vîmes plus dans cet état qu'un engorgement de la nature de celui que nous avons décrit plus haut, et que l'affection pathologique de la main avait sans doute pu favoriser. Toutefois, je dois avouer que malgré toute l'assurance que trente années de pratique peuvent donner, je conçus de vives inquiétudes sur l'issue de cet engorgement. Je prescrivis de suite les moyens suivants :

1° Envelopper la main dans des compresses imbibées d'une forte décoction de quinquina camphrée.

2° Intérieurement : tisane de grande consoude, un litre, édulcorée avec soixante grammes de sirop de quinquina.

3° Trois bols camphre et nitre par jour.

Le lendemain, nul changement ; nous continuons les mêmes moyens internes, et nous remplaçons le topique indiqué la veille, par les frictions que nous avons préconisées avec tant de succès, dans les œdèmes des membres inférieurs. Ces frictions qu'on faisait suivre de l'application du coton cardé recouvert de taffetas ciré, ont dépassé nos espérances; l'amélioration s'est manifestée après vingt-quatre heures, et au bout de dix jours les parties étaient revenues à leur état normal; il reste l'affection pathologique dont nous avons parlé.

Depuis onze années que nous sommes attaché au service des aliénés à l'hospice de l'Antiquaille, nous avons vu tour à tour essayer contre l'épilepsie toutes les méthodes de traitement, rationnelles ou empiriques, et nous avons eu la douleur de les voir toutes tromper notre attente; enfin nous parcourons le *Manuel de santé* du savant et vertueux Hufeland, et, au chapitre Epilepsie, nous y lisons que cet illustre médecin a guéri un épileptique sur vingt-un, par l'emploi de l'oxide blanc de zinc, administré à la dose d'un demi grain, matin et soir, jusqu'à dix et même vingt grains par jour. Après cette lecture, nous nous empressâmes de soumettre vingt-cinq malades à l'usage, non pas de l'oxide, mais du sulfate de zinc, que nous croyons recéler des propriétés plus actives; nous n'avons pas été aussi heureux que le praticien de Berlin ; cependant nous avons eu la satisfaction d'obtenir un succès, dont voici l'observation succincte: M... Jean-Baptiste, enfant trouvé, âgé d'environ vingt-cinq ans, entré au service militaire, en est renvoyé, au bout de quelques années, pour cause d'accès d'épilepsie,

qui, au dire du malade, revenaient après de courts
intervalles et étaient accompagnés de délire
maniaque avant et après leur invasion. Jusqu'au
moment de son entrée au service, M.... avait
joui d'une bonne santé ; il n'a pu nous donner
aucun renseignement sur les causes qui ont
occasionné sa maladie ; seulement il nous a
appris qu'il la supportait depuis trois années
environ. De retour chez son ancien patron ,
qui lui tenait lieu de père et qui avait pour lui
toutes sortes de bons sentiments , son état em-
pirant toujours, on est obligé de le conduire
à l'hospice de l'Antiquaille de Lyon , où il est
placé dans notre service , le 10 novembre 1839.
Le 11, nous lui prescrivîmes la tisane de tilleul et
de feuilles d'oranger concentrée et édulcorée
avec du sirop de pivoine, et trois prises chaque
jour, de deux grammes chacune, d'indigo mêlé
à quatre grammes de poudre de feuilles d'oranger. La dose de ces prises est augmentée de jour
en jour, jusqu'à concurrence de quatre grammes
d'indigo et huit grammes de poudre de feuilles
d'oranger ; ce malade prenait par conséquent , en
dernier lieu, douze grammes d'indigo et vingt-
quatre grammes de poudre de feuilles d'oranger.
Ce traitement, n'ayant pas amené d'amélioration,
est abandonné au bout de deux mois ; on y avait
préludé par une large saignée du bras.

Le 4 février suivant, nouvelle saignée né-
cessitée par la plus grande fréquence des accès
et l'état pléthorique du sujet. Enfin, le 21
avril 1841, une pilule, matin et soir, de trois centigrammes de sulfate de zinc, mêlé à suffisante
quantité d'extrait de valériane. Cette médication
est continuée jusqu'au 12 juillet suivant, et, à
cette dernière date, le malade prenait dix grains
par jour de sulfate de zinc ; quant à la tisane,
celle prescrite le 11 novembre a été continuée.
Sous l'influence de ce traitement, les accès d'épilepsie ont disparu, et le malade a recouvré toute sa
raison; après six mois d'observation, nous l'avons
renvoyé de l'hospice.

Chez un petit nombre de malades, ce traitement nous a paru augmenter la fréquence et l'in-
tensité des accès, et pour ceux-là, nous avons dû
y renoncer; chez d'autres au contraire il nous a
semblé avoir amélioré leur état. Cette inconstance
dans l'action de ce remède, ne nous a pas em-
pêché de poursuivre nos expériences ; voulant
faire des observations comparatives sur l'oxide et
le sulfate de zinc, nous avons fait deux séries
égales en nombre d'épileptiques, qui prennent les
deux sels de zinc; chez ceux des malades que ces
sels ont fatigués, nous essayons de la poudre de
Ragolo. Nous ferons connaître dans notre Bulletin
de 1841 les résultats que nous aurons obtenus
de l'emploi de ces différents remèdes.

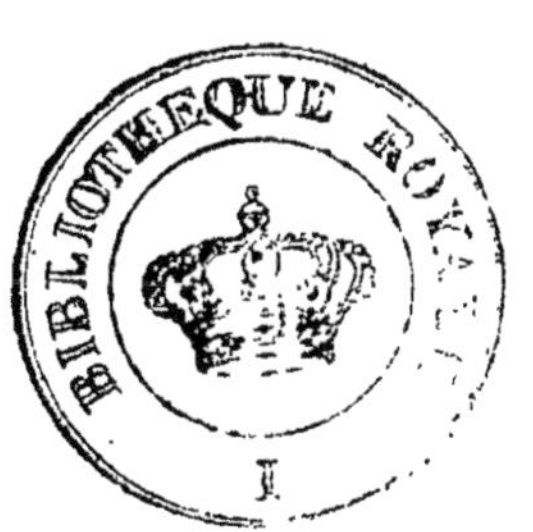

MOUVEMENT

DU SERVICE DES ALIÉNÉS A L'HOSPICE DE L'ANTIQUAILLE,

Pendant les Années 1839 et 1840 (1).

ANNÉES.	EXISTANT AU PREMIER JANVIER.			ENTRÉS PENDANT L'ANNÉE.			TOTAL DES ALIÉNÉS TRAITÉS pendant l'année.			SORTIS PAR GUÉRISON.			SORTIS AUTRES CAUSES.			MORTS.			TOTAL DES SORTIS et DES MORTS.			RESTANT LE 31 DÉCEMBRE.			MORTALITÉ.		
	Hommes.	Femmes.	TOTAL.	Hommes.	Femmes.	TOTAL.	Hommes.	Femmes.	TOTAL.	Hommes.	Femmes.	TOTAL.	Hommes.	Femmes.	TOTAL.	Hommes.	Femmes.	TOTAL.	Hommes.	Femmes.	TOTAL.	Hommes.	Femmes.	TOTAL.	Hommes. un sur	Femmes. une sur	TOTAL. un sur
1839	134	175	309	74	64	138	208	239	417	30	26	56	7	8	15	21	30	51	58	64	122	150	173	325	10	8	9
1840	150	175	325	60	67	130	210	242	481	22	23	43	12	3	13	27	22	49	61	48	109	158	194	352	8	11	9

(1) Nous n'avons pu donner un Bulletin de notre service, pendant 1839; nos veilles ont été consacrées, pendant cette année, à la préparation de notre Cours de Clinique sur les Maladies Mentales.

www.ingramcontent.com/pod-product-compliance
Ingram Content Group UK Ltd.
Pitfield, Milton Keynes, MK11 3LW, UK
UKHW021712090726
13657UKWH00005B/2194